Dedicado
a
Seres Humanos
y
Nuestro Mantenimiento

Tapa blanda ISBN: 979-8-9861693-9-2
E-book ISBN: 979-8-218-43463-2

Ejercicio.

¿Qué?

(Pensamientos conscientes de un Entrenador Personal)

Libro 3

Jeff Shammah

Libros:
1 (por qué), 2 (cómo) y 3 (qué):

Deben leerse en sucesión y hacer referencia, con el fin de aumentar el uso y la comprensión a lo largo de nuestras vidas.

1°: Pide y consigue ayuda:

Investigue y encuentre una persona calificada que te guié en este viaje.

Elige: Estilo de vida saludable:

Que sientes que puedes ejecutar de manera práctica y realista a lo largo de tu vida, **en lugar de una gratificácion instantánea (Libro 2).**

Recuerda:

La única persona que puede cambiar a una persona es **ellos mismos;** y una vez que **"tu"** tomes esa decisión, nada te detendrá.

Principio Universal
Libro 1

Tu primera y más importante **inversión** debe ser en **ti mismo**, a través de un estilo de vida saludable.

No garantiza la inmortalidad, pero mejorará enormemente la posibilidad y la probabilidad de una existencia (vida) llena de **calidad**.

Se nos enseña que el Interés Compuesto debido a la inversión temprana conducirá a ganancias financieras futuras.

Pero, rara vez enfatizamos que los **malos hábitos de salud** también se agravan con el tiempo y se vuelven cada vez más difíciles de superar.

Por lo tanto, **Ejercicio. ¿Por qué?**

¿Y ahora Qué?

1. Entendiendo:

que todas las formas de ejercicio funcionan **(Libro 2)**.
Incluyendo: limpieza, jardineriá, cuidadoras, etc.

2. Acreditación:

el profesor debe tener un título, licencia, certificación o una
amplia experiencia en el área para la que está buscando ayuda
y orientación.

3. El Cuestionario de Historial de Salud/Exención:

debe completarse y firmarse para proporcionar un punto de
partida para el programa de ejercicios; y para que el cliente
acepte la responsabilidad de elegir participar en el programa
de ejercicios.

4. La distancia, el tiempo, la velocidad, el peso, las repeticiones y los conjuntos:

son todos **individuales**, y sólo **la prueba y el error**
determinarán qué funciona mejor para **"usted"**. El profesor
(entrenador) es sólo una guía para empezar y ayudarle en
el camino.

5. No te desesperes ni te decepciones que:

no existe un número o programa exacto. Recuerda que cada
receta individual es única. Tu verdadero poder y éxito se
encuentran dentro de ti, **"no copiando"** la rutina de otra
persona. En su lugar, úsalos como ejemplo y como inspiración
para encontrar **"tuyo"**.

Principiante:
Jóvenes o ejercitador por primera vez

El programa debe incluir:

Calentamiento: "Movimientos Compuestos",
múltiples movimientos articulares que aumentan la temperatura de los músculos y el rango de movimiento de las articulaciones (lubricador/líquido sinovial), para prepararlos para el ejercicio. Esto consiste en movimientos "cuerpo completo" de la parte inferior y superior del cuerpo que son movimientos ligeros y de flujo libre, **no estiramiento estático**. Durante el tiempo que sea necesario para prepararse adecuadamente para la actividad.

Entrenamiento: Debe tener al menos un ejercicio
que aborde los 7 componentes de la aptitud física: fuerza muscular, resistencia muscular, flexibilidad, equilibrio, coordinación, agilidad y velocidad. Nada demasiado difícil o desafiante, solo una introducción (simple y básica).

Ejercicios, peso, series y repeticiones son inicialmente determinados por el profesor (entrenador). Basado en el historial de salud de esa persona, **no, una talla sirve para todos**. Incluyendo "Desequilibrios Genéticos Individuales" abordados desde el principio **(Libro 2)**, cualesquiera que sean.

Enfriamiento: Estiramiento al final de su programa

es el mejor momento para el estiramiento Pasivo (asistido) o Estático (auto). Esto es cuando tus músculos y articulaciones están más fatigados, calientes y lubricados (líquido sinovial). Por lo tanto, es más receptivo al estiramiento y al aumento de la flexibilidad. Seguido de una introducción básica a la meditación (respiración/quietud). Esto se puede hacer: acostado, sentado y de pie, todo funciona.

Intermedio

de mediana edad o más experimentado.

El comienzo de un enfoque más personal e intuitivo para tu entrenamiento.

Calentamiento: "Movimientos Compuestos,"

el cuerpo completo elegido y los movimientos fluidos son de naturaleza más prescriptiva. Basado en su experiencia pasada como principiante, y aprendiendo qué funciona mejor para **"usted"**.

Esto se aplica a cualquier movimiento de peso corporal (calistenia, caminando, yoga, etc.), máquina (cinta de correr, elíptica, remo, etc.), bandas elásticas, etc., que usted puede elegir.

Menos contando (números, distancia, etc.) y más **"sentimiento"** para lo que es necesario para prepararse adecuadamente en un día o momento dado. **No, un programa preplanificado (Libro1)**.

Comenzando a unificar **la mente, el cuerpo y la respiración** (meditación de movimiento).

Entrenamiento: Ahora, en su aplicación de los

7 componentes de la aptitud física basada en su experiencia adquirida como principiante, sus opciones de entrenamiento (máquinas, pesas libres, natación, correr, etc.) y sus ejercicios (partes del cuerpo: piernas, espalda, pecho, etc.) necesita enfatizar sus desequilibrios y debilidades genéticas. **No,** un programa general de "talla unica."

La intensidad (qué tan dura o pesada), la Duración (cuánto tiempo o número de series) y La Frecuencia (con qué frequencia) también están determinadas por **"su"** experiencia personal adquirida como principiante. **No,** un programa planificado previamente.

Enfriamiento: Las modalidades que ahora se

utilizan al final de su entrenamiento (estiramiento, masaje, hielo, calor, meditación, etc.) son específicas de sus necesidades individuales, basadas nuevamente en la experiencia adquirida como principiante. **No, repita sin pensar tus viejas rutinas.**

Avanzado

Mayor edad o atleta veterano.

El entrenamiento intuitivo (experiencia) guía
tus elecciones (números, distancia, peso, etc.) durante
tu entrenamiento. Un ahora unificado: Mente, Cuerpo
y Respiración, te proporcionan "claridad" y "confianza"
(Libro 2) Lento y constante realmente "gana la carrera",
Evite el sobreentrenamiento.

Calentamiento: Movimientos suaves, de flujo libre,
fluidos y terapéuticos (yoga, tai chi, natación, caminando, etc.).

Entrenamiento: El mantenimiento continuo de los
ejercicios **"Terapéuticos"** que le da su fisioterapeuta, debido
a deficiencias genéticas, enfermedades o lesiones pasadas, es
muy importante. **No asuma que está curado.** Priorízalos y
añade a ellos ejercicios nuevos y más desafiantes de una
manera eficiente. Entrena "Mas Inteligente" **no** necesariamente
"Mas Difícil" **(Libro 1). Enfatizar: recuperación, agua,
nutrición, y sueño.**

Enfriamiento: Deje el tiempo adecuado después de
su entrenamiento para las modalidades de recuperación:
estiramiento, masaje, hielo, calor, meditación, etc.

Entrenamiento de fuerza (músculo) y Cardio (aeróbico)

Músculo

El entrenamiento de fuerza a menudo se presenta incorrectamente como un esfuerzo narcisista (ego), por ejemplo:

Hombres: "Lucirse"

Mujeres: ganando músculos grandes, "masculinidad".

No es ninguno de los dos.

El músculo, ya sea delgado (ballet, corredor de maratón, etc.) o grande (culturista, levantador de pesas, etc.) es la clave para la locomoción (movimiento).

Transportándote de un lugar a otro. El entrenamiento de fuerza ayuda a ralentizar **la Atrofia** (pérdida de músculo), **la Osteoporosis** (pérdida de densidad ósea) y **el Metabolismo**, al aumentarla.

La dieta (nutrición) no mejorará ni puede mejorar estos problemas por sí sola. Para mantener **la Independencia** a medida que envejecemos, en todo lo que la vida requiere de nosotros **(Libro 1)**, debes mantener tu musculatura (músculos).

Para transportar (mover) tus huesos, órganos y tejidos, mantén y mejora tu postura y alineación, es necesario el entrenamiento de fuerza.

El músculo cardíaco, el cerebro, junto con un núcleo fuerte (glúteos, abdominales y espalda baja), así como todos los músculos de la parte inferior y superior del cuerpo, necesitan un ejercicio constante y continuo. El peso corporal (calistenia), pesas libres, máquinas, bandas elásticas, etc., todo funciona para ayudar a lograr y mantener músculos fuertes.

No se apresure: generalmente tomo de 8 a 12 semanas de ejercicio, 3 veces por semana, **solo para comenzar a formar "Nuevo Músculo."**

Esto requerirá una ingesta calórica adecuada (calorías), de **los tres (Libro 2):**

1. Carbohidratos (complejos): para la energía (frutas, verduras, granos enteros).

2. Grasas (insaturadas): para la energía, la lubricación de las articulaciones y la digestión (aceite de oliva, aguacate, etc.).

3. Proteína (planta/animal): para reparar y reconstruir el tejido muscular, el metabolismo, el PH y el equilibrio de liquidos, la energía (carnes magras, aves de corral, pescados y mariscos, huevos, lácteos, legumbres, nueces, etc.) junto con cantidades adecuadas de **agua** y **sueño.**

El entrenamiento de fuerza se puede hacer rápido, medio o lento dependiendo de los objetivos y metas del individuo (poder, fuerza, resistencia, velocidad, etc.) la edad, la salud y el nivel de condición física.

Progresivamente, Consistente y Pacientemente (Libro1), los resultados seguirán.

Cardio

El acto de fortalecer el **Músculo Cardíaco (órgano)** y el **Sistema Cardiovascular (vasos sanguíneos)** a través del ejercicio **Aeróbico (oxígeno)**.

El corazón y el sistema cardiovascular deben ser desafiados a través de una mayor absorción de oxígeno (respiración). Caminar, correr, nadar, remar, ciclismo, entrenamiento en circuito, etc., con el fin de mantener su fuerza y elasticidad.

Esto se puede hacer rápido, medio o lento. Ya sea bajo o alto impacto, dependiendo del objetivo y las metas de uno (corredor de maratón, velocista o salud general, etc.), así como de la Edad, la Salud y el nivel de Condición Física.

Tanto el **entrenamiento de fuerza** como el **entrenamiento cardiovascular** son necesarios y necesitan ser tratados como parte del programa de ejercicio **uno holístico**.
No, uno sobre el otro.

Ambos requieren una ingesta calórica adecuada: carbohidratos complejos, grasas insaturadas y proteínas.

Tus programas de entrenamiento de fuerza y cardio **no deben seguir siendo los mismos a medida que envejece:**

La Evolución, el Progreso y **la Mejora** requieren **Cambio.**

Nutrición (medicina)

Cuando la salud se mantiene de una **manera holística** (bien redondeada), **el Ejercicio, la Nutrición** y **el Sueño**, no hay necesidad de privarte a ti mismo.

Un enfoque equilibrado de la nutrición que incluye: **Carbohidratos** (complejo/simple), **Grasas** (insaturada/saturada), **Proteína** (planta/animal) y **Agua**, deja espacio para la imperfección. Que es lo que somos, seres imperfectos. **No privación**.

Dieta, no significa menos (restricción). Se refiere a lo que consumes (poner en tu cuerpo).

Los atletas siguen dietas especiales, **a menudo aumentando su ingesta calórica,** con el fin de tener un mejor rendimiento.

Culturistas con el fin de aumentar la masa muscular magra y reducir la grasa corporal.

El público en general con el fin de mejorar su salud (diabetes, osteoporosis, etc.).

"Flaco" no es necesariamente un rasgo saludable (anorexia/bulimia), a menudo es un signo de enfermedad mental.

Por favor deja de privarte, y, en su lugar, mejora tu relación con la comida. Acondicionas y des acondicionar, basado en tus experiencias pasadas, y mejorar tu comprensión de como has llegado a donde etás (terapia).

Hay muchas personas delgadas y poco saludables y muchas personas sanas con sobrepeso.

La comida no es el enemigo, sino **el combustible (sustento)** para una vida más saludable.

Hay muchas cosas que todavía no entendemos sobre por qué respondemos de manera tan diferente a los alimentos, incluidas las reacciones alérgias y las intolerancias. Pero, la eliminación de los alimentos no es la respuesta.

¡La Nutrición es **Medicina!**

Meditación

(autodominio)

¿Qué es un Maestro?

• La comprensión de **uno mismo**.

El maestro es el individuo en la habitación que comprende lo **imperfecto que es; y está en paz con eso**.
No necesariamente está bien o mal, simplemente es.

Hay dos categorías y partes para la meditación:
Movimiento (Kung Fu, yoga, etc.) y **Sin Movimiento** (de pie, sentado o acostado).

Ambos se practican en todo el mundo en todas las formas completas de entrenamiento; y todas las formas, cuando se practican correctamente, conducen a: **Armonía, Equilibrio** y **Unión** del **Único Cuerpo (Libro 1)**. A través del uso de **la respiración y las posturas (ejercicios de respiración)**.

No existe una "única forma correcta" de respirar. Existen muchas técnicas y métodos según el sistema, los objetivos y el estado de salud del practicante. Es necesaria la orientación adecuada de un profesor probado, experimentado y acreditado.

Longevidad

Mientras asistía a una clase en la universidad (1982-1986), un profesor nos informó de que un Ser Humano tenía la capacidad de vivir hasta 120 años de edad; y con intervención científica potencialmente de 140-155 años de edad.

La pregunta que se le presentó a la clase fue, ¿por qué estábamos muriendo en promedio mucho antes?

Hubo muchas respuestas: mala calidad del aire, falta de agua limpia, nutrición inadecuada, falta de ejercicio, estrés, etc.

No se dio ninguna solución, pero lo mejor en lo que pudimos estar de acuerdo fue posiblemente **todo lo anterior**.

Como entrenador personal, he contado esta lección a mis clientes y, como se puede imaginar, a menudo, al balanceo de los ojos y la incredulidad.

Ahora, 40 años después, nos estamos dando cuenta de las "Zones Azules" en todo el mundo, donde la gente vive regularmente hasta loss 100 años o más, y artículos e informes de noticias sobre los centenarios. La ciencia está empezando a adoptar un enfoque más serio para analizar estos "valores atípicos" (excepciones). Necesitamos estudiar a aquellos que se cuidan adecuadamente a sí mismos, **no** solo informar sobre aquellos que no lo hacen. De lo contrario, nos convertimos en expertos en qué no hacer, en lugar de qué hacer.

Durante la mayor parte de mi carrera como entrenador personal, he trabajado con personas de entre 40 y 90 años. Varios durante 30 o más años cada uno. Enseñarles ejercicio desde los 40 hasta los 70 años, y desde 50 hasta los 80 años. A través del matrimonio, los hijos, el divorcio, el cáncer, el sida, diversas enfermedades y lesiones, e incluso la muerte.

Lo que he aprendido de ellos hasta ahora, es que **La Longevidad** requiere:

- **Conocimiento** (educación continua)
- **Nutrición** adecuada (comida y agua)
- **Amor** (de uno mismo y de los demás)
- **Ejercicio** (mantenimiento)
- **Sueño** (recuperación)
- **Ingresos** (dinero)
- **e Imaginación** (voluntad, esperanza y fe)

Para traducir a **"Calidad"**.

Símbolos

Libro 1: ¿Por Qué?

Reconocimiento y Comprensión

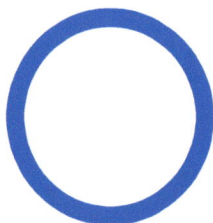

Todo es "Uno"

- -

Libro 2: ¿Cómo?

Práctica

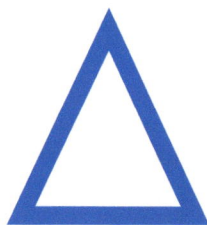

Equilibrio y Fusionándose

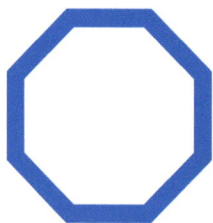

Conduciendo hacia Holisticidad

- -

Libro 3: ¿Qué?

Unidad

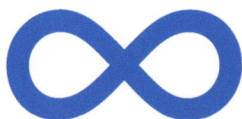

"UNO" Infinidad

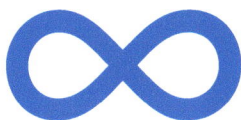

Posibilidades Infinitas

¿Hechos? No creo necesariamente en los hechos. Pero en su lugar, en nuestro nivel actual de comprensión.

De lo que soy más consciente...es cuánto no sé (Libro 1). No hay nada de malo en decir **"¿no lo sé?"**. La ciencia (vida) es un **?**. Buscar y hacer preguntas, no repetir hechos.

A menudo me preocupa que nosotros, como humanos, ya no tengamos ni formemos nuestras propias opiniones. Parece que somos titiriteros o marionetas, que otros o las redes sociales nos dan nuestras opiniones. En lugar de escuchar a todas las partes y llegar a nuestras propias conclusions individuales.

Para hacer esto, tenemos que desconectar y reiniciar nosotros mismos.

Como entrenador personal, cada vez que alguien me ha confiado su posesión más preciada "su salud", considero un honor ayudarlo, y siempre he hecho lo mejor que he hecho.

Agradecimiento

ESPERANZA

Para: Usted mismo **(uno mismo)**.

Todos tenemos un **"Yo"** que es al mismo tiempo, **Individual** y parte de un **Todo**.

Nosotros, nuestro día a día lucha por ser lo mejor que podemos ser en cualquier momento o momento dado; para nosotros mismos, nuestras familias, nuestros amigos y nuestros compañeros seres humanos, es la razón por la que hacemos ejercicio.

"La Vida es un Ejercicio"
¡Feliz Entrenamiento!

Créditos

Fotografía
Susie Lang

Diseño
Jeffrey Shammah con Gloria Gregurovich